AF332031

MONTBRUN-LES-BAINS

(DRÔME)

EXTRAIT

DU

GUIDE AUX EAUX MINÉRALES

Par le Dr Constantin JAMES

7ᵉ ÉDITION

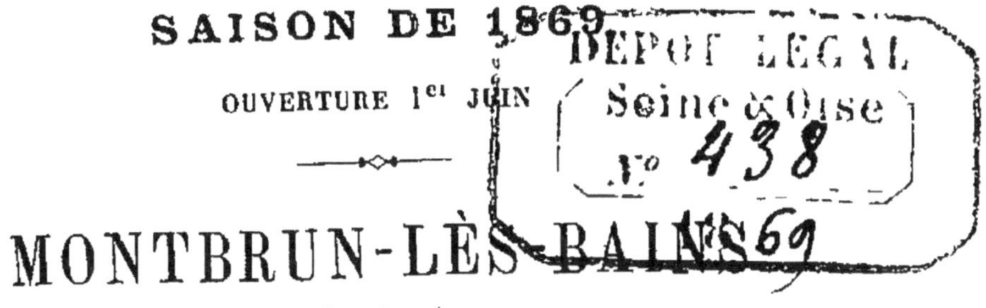

SAISON DE 1869

OUVERTURE 1er JUIN

MONTBRUN-LÈS-BAINS

(DRÔME)

Sources sulfureuses froides.

Il y a longtemps que les eaux de Montbrun ont leur place marquée dans mon Guide. Si je ne les ai pas fait figurer jusqu'à présent, c'est qu'avant de mentionner une source, je n'ai pas seulement à m'occuper de sa valeur intrinsèque, me il faut de plus m'assurer qu'elle répond aux diverses exigences du service balnéaire. Or, à ce dernier point de vue, les eaux de Montbrun laissaient beaucoup à désirer. Mais aujourd'hui que, grâce aux importants travaux dont elles viennent d'être l'objet, leur aménagement est, à tous égards, irréprochable, je suis heureux de leur donner le rang auquel elles ont droit parmi nos stations thermales les meilleures et les mieux organisées.

Ces eaux jaillissent au pied d'un des premiers contre-forts des Alpes, dans une riche vallée qu'arrosent deux cours d'eau, et où se trouvent réunies toutes les productions du midi de la France. Le mont Ventoux la protége du côté du sud contre les trop vives chaleurs, tandis que le mont de Gênes, par le rempart qu'il lui forme du côté du nord, la met à l'abri des refroidissements trop brusques. C'est sans doute à cette heureuse disposition qu'elle doit la douceur et l'égalité de son climat, sa fraîcheur sans humidité et la salubrité parfaite de l'air qu'on y respire.

Les sources minérales, au nombre de deux, sont situées au nord et au sud de la vallée. L'une, dite des *Plâtrières*, s'échappe à mi-hauteur d'une immense grotte volcanique ; l'autre, dite des *Roches*, coule du rocher, en abandonnant sur son parcours un dépôt barégineux. Toutes les deux ont une température fixe de 11° C. et débitent, par heure, le chiffre énorme de dix mille litres d'eau.

Cette eau, à la sortie du griffon, est limpide et transparente ; mais, par son exposition à l'air, elle se trouble légèrement et prend une teinte un peu laiteuse. Elle exhale une forte odeur d'hydrogène sulfuré et a une saveur franchement hépatique. Quant à sa composition, il résulte des analyses de M. Ossian Henry qu'elle marque au sulfhydromètre 31 degrés, quantité supérieure à celle qu'offrent les sources les plus minéralisées de la même classe. Ainsi, pour ne parler que des eaux de Marlioz et d'Allevard, cette quantité est de 30 pour la première et de 28 pour la seconde.

Les deux sources de Montbrun sont reçues et aménagées dans un magnifique établissement qui renferme 50 cabinets de bains, 8 salles de douches, 1 vaporarium et divers appareils pour inhalation d'eau pulvérisée. Le point élevé d'où elles jaillissent du flanc de la montagne permet à l'eau d'arriver aux réservoirs des douches par sa seule force ascensionnelle, ce qui dispense de l'emploi des pompes qui n'ont que trop souvent pour résultat de décomposer l'élément sulfureux. De même, l'eau est chauffée à l'aide de serpentins et de jets directs de vapeur dans des vaisseaux clos, de telle sorte qu'elle se trouve également soustraite aux altérations produites par le contact de l'air. On obtient ainsi huit mille litres d'eau chauffée en 35 minutes.

C'est dans ce même établissement, situé au milieu d'un parc anglais, qu'ont été disposés cent logements pour les malades, logements simples, mais dont la simplicité n'exclut pas le confortable. Je n'ai pas besoin de faire remarquer combien il est avantageux et commode de pouvoir ainsi se rendre directement de sa chambre au bain ou à la douche.

Les eaux de Montbrun ont été, de la part de M. le docteur Bernard, le médecin inspecteur, l'objet d'études aussi suivies que consciencieuses. Voici ce qui résulte des renseignements qu'a bien voulu me communiquer cet honorable confrère :

« L'eau minérale de Montbrun, prise à l'intérieur, détermine sur l'organisme une excitation générale dont les effets se produisent plus particulièrement sur les organes de la digestion. Leur action physiologique varie essentiellement sous le rapport du mode et de la quantité de liquide ingéré. Nous administrons les eaux comme altérantes, sudorifiques, diurétiques et purgatives.

« Quant au bain, la première impression que le malade éprouve en s'y plongeant consiste dans un sentiment d'oppression qui dure quelques minutes, pour faire place à un sentiment de bien-être qui se prolonge indéfiniment. En même temps, on observe une légère accélération du pouls; la poitrine se dilate, des picotements se font sentir vers la peau, et, après le bain, une coloration, d'autant plus vive que le malade est plus excitable, persiste quelques instants et est remplacée par un état de moiteur d'une intensité et d'une durée très-variables.

« Telle est l'action générale de ces eaux. Jetons maintenant, continue M. Bernard, un rapide coup d'œil sur les cas qui sont plus spécialement de leur ressort.

« L'expérience, d'accord avec les données

de la science, nous démontre l'efficacité des eaux de Montbrun dans les affections rhumatismales. Malgré la défectuosité des appareils mis à notre disposition avant la restauration des thermes en 1867, nous avons obtenu, depuis quinze ans, sinon une guérison constante, au moins un soulagement très-prononcé dans tous les cas de nature rhumatismale, soumis à notre observation. C'est au point qu'on peut établir qu'aucun rhumatisme ne résiste à un traitement bien ordonné et soumis à ces eaux.

« Les affections dartreuses, telles que l'eczéma, le psoriasis et l'impétigo, constituent encore toute une classe de maladies que les eaux de Montbrun guérissent ou modifient puissamment. Or, il n'est pas de médecin qui ne sache combien elles sont rebelles aux médications pharmaceutiques même les mieux dirigées. Nos eaux, au contraire, en triomphent avec une facilité qui tient quelquefois du prodige et qui est bien de nature à confondre les esprits les plus sceptiques.

« Ce que nous venons de dire des rhumatismes et des dartres s'applique de même aux maladies des voies respiratoires. Ainsi, les pneumonies, les pleurésies chroniques, l'asthme, les catarrhes bronchique et pulmonaire cèdent rapidement à l'emploi des

eaux de Montbrun. La proportion des guérisons aux insuccès a été de cinq à trois;
mais nous avons l'intime conviction que,
maintenant que nous possédons des appareils mieux appropriés et plus complets, la
proportion des guérisons sera encore plus
considérable *. Si nous ne disons rien de la
phthisie tuberculeuse, c'est que nous n'en
avons pas observé jusqu'ici assez de cas pour
formuler aussi nettement notre opinion.
Toutefois, nous nous croyons dès maintenant
en droit de fonder de grandes espérances
sur les inhalations du gaz sulfhydrique.

« Ainsi donc la spécificité des eaux de
Montbrun se fait directement sentir dans
trois états morbides bien tranchés : le rhumatisme, l'herpétisme et les affections chroniques des organes respiratoires.

« Enfin ces eaux conviennent également
pour tous les cas où le soufre est indiqué;
tels sont surtout les maladies de matrice et
de vessie, les altérations du tissu osseux, les
vieilles plaies, les ulcères scrofuleux ou
syphilitiques, les cachexies, en un mot tout
le cortége d'accidents où il est besoin de
reconstituer l'économie par une médication
à la fois tonique et dépurative. »

* Des résultats concluauts et très-remarquables ont
répondu aux espérances fondees sur ces inhalations
gazeuses. H. B.

Je n'ai rien à ajouter à ces appréciations de M. Bernard. Des eaux qui possèdent tant de vertus thérapeutiques sont nécessairement appelées à un avenir des plus brillants, et le moment n'est peut-être pas éloigné où elles affranchiront nos baigneurs, dans cette parties du midi de la France, de l'onéreux tribut qu'ils vont payer annuellement aux sources sulfureuses des Pyrénées.

Dr Constantin JAMES.

RENSEIGNEMENTS DIVERS

Logements dans l'établissement.

100 chambres confortablement meublées, dont les prix sont par jour :

  1re classe.............. 2 fr. »
  2e classe. .... 1 fr. 50

Appartements pour famille, à traiter.
Un salon de musique.
Un salon de lecture où les journaux politiques, littéraires et illustrés sont mis à la disposition des baigneurs.

Boisson, Bains et Douches.

Eau bue à la source pour la saison de 21 jours.................... .... 3 fr. »
Bain ordinaire avec linge.......... 1 fr. 25
Douche ordinaire avec linge........ 1 fr. 25
Grande douche ordinaire avec couverture de laine .... 1 fr. 50

Bain de vapeur avec linge........ ..   1 fr. 25
Salle de pulvérisation, la séance.....   1 fr. »
Salle d'inhalation, 2 séances par jour.   1 fr. 50

Expédition des Eaux.

L'eau s'expédie par caisses de 25 bouteilles au prix de 15 fr., et de 50 bouteilles au prix de 30 fr., emballage gratuit.

Le port seul est en plus.

Tarif du restaurant.

Table d'hôte, 1re classe.. ...   4 fr.
—   2e classe.. ..   3

Service à la carte à volonté.
Café.

Itinéraire.

On se rend à Montbrun-lès-Bains par le chemin de fer de Carpentras, ligne de Paris à Marseille.

Trajet en 8 heures, de Marseille ou de Montpellier à Montbrun-lès-Bains, par Carpentras.

Des services réguliers de voitures sont établis de Carpentras à Montbrun-lès-Bains, l'un par Ville et Sault, l'autre par le Buis-lès-Baronnies.

Un autre service de voitures fonctionne d'Apt à Montbrun-lès Bains par le Lubron et Sault.

Ecrire à l'avance au Directeur pour retenir les appartements.

CORBEIL, typ. et stér. de CRÉTÉ

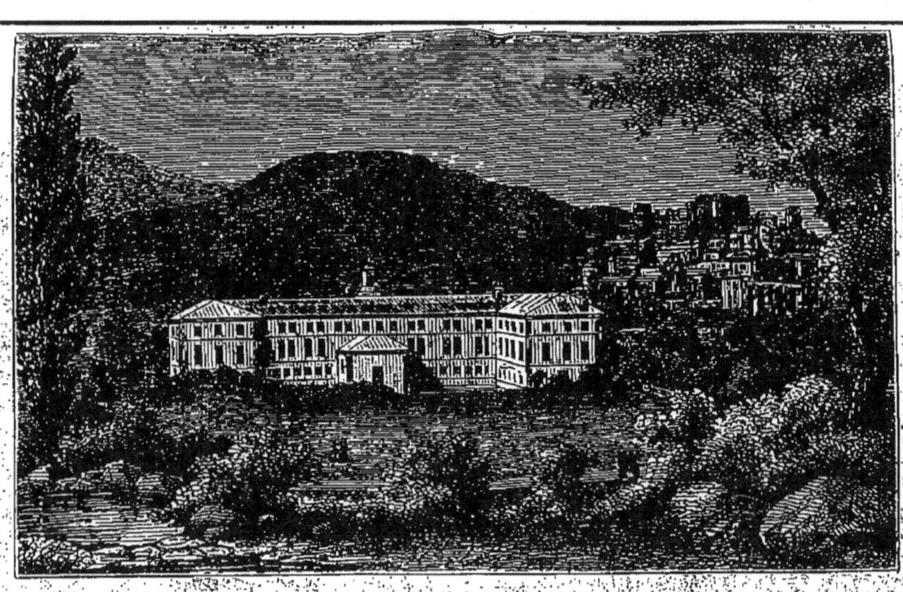